L'ŒUVRE

ET

L'HOPITAL DE VILLEPINTE

POUR LES JEUNES FILLES ET LES ENFANTS

ANÉMIQUES ET POITRINAIRES

RAPPORT MÉDICAL

PRÉSENTÉ A L'ASSEMBLÉE GÉNÉRALE DES BIENFAITEURS

Le 20 Mai 1896

PAR

M. LE DOCTEUR GOUËL

Médecin en Chef de l'Hôpital de Villepinte,
Membre de la Société de Thérapeutique,
Commandeur de St-Grégoire-le-Grand,
Chevalier de la Légion d'Honneur.

BORDEAUX

IMPRIMERIE CENTRALE A. DE LANEFRANQUE

23-25, rue Permentade, 23-25

1896

L'ŒUVRE

ET

L'HOPITAL DE VILLEPINTE

POUR LES JEUNES FILLES ET LES ENFANTS

ANÉMIQUES ET POITRINAIRES

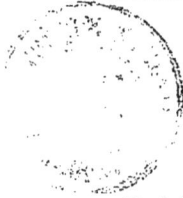

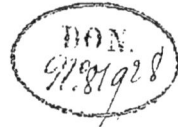

RAPPORT MÉDICAL

PRÉSENTÉ A L'ASSEMBLÉE GÉNÉRALE DES BIENFAITEURS

Le 20 Mai 1896

PAR

M. LE DOCTEUR GOUËL

Médecin en Chef de l'Hôpital de Villepinte
Membre de la Société de Thérapeutique.
Commandeur de St-Grégoire-le-Grand
Chevalier de la Légion d'Honneur.

BORDEAUX

IMPRIMERIE CENTRALE A. DE LANEFRANQUE
23-25, rue Permentade, 23-25

1896

L'ŒUVRE

ET

L'HOPITAL DE VILLEPINTE

POUR LES JEUNES FILLES ET LES ENFANTS

ANÉMIQUES ET POITRINAIRES

ÉMINENCE,

MADAME,

MESDAMES ET MESSIEURS,

J'ai l'honneur de mettre sous vos yeux le tableau complet des malades qui ont été traitées cette année, à Champrosay, à Hyères et à Villepinte, d'après les notes qui me sont communiquées par les médecins respectifs de ces trois établissements.

Tableau nº 1.

	1er DEGRÉ	2e DEGRÉ	3e DEGRÉ	AMÉLIORA-TION	GRANDE amélioration	GUÉRISON
Tuberculose pulmonaire..	»	118	102	111	57	49	35
Emphysème pulmonaire..	»	4	4	»	1	3	»
Péritonite tuberculeuse...	»	»	»	8	1	»	»
Entérite tuberculeuse....	»	»	9	.1	3	2	»
Méningite tuberculeuse..	»	»	»	4	»	»	»
Anémie, cas douteux.....	226	»	»	»	37	32	111
Affection cardiaque.......	»	»	»	1	1	»	»
Psoriasis................	1	»	»	»	»	»	»
	227	122	115	125	100	85	146

— 4 —

Tableau n° 2.

VILLEPINTE		CHAMPROSAY	
Enfants de 5 à 15 ans.		*Enfants de 5 à 15 ans.*	
Sorties	63	Sorties	22
Décédées	15	En traitement	12
Restent en traitement	64		
Jeunes filles depuis 15 ans.		*Jeunes filles.*	
Sorties	116	Sorties	76
Décédées	55	En traitement	25
En traitement	141		

Voici maintenant le total des journées de maladie pour chaque maison, du 1er mai 1895 au 1er mai 1896 :

Villepinte	70.539
Champrosay	10.355
Hyères	637
TOTAL général	81.531 journées.

Enfin, les consultations gratuites faites au dispensaire de la rue de la Tour-d'Auvergne, par les docteurs Cadier et Royer, avec une régularité et un dévouement dont je les remercie, s'élèvent à 4,756.

Champrosay, qui reçoit spécialement les jeunes filles fatiguées, les anémiques de toute nuance, les convalescentes de maladies graves, et celles que nous appelons les candidates à la tuberculose, mais sans le plus léger soupçon de contamination, Champrosay, dis-je, a donné l'hospitalisation à plus de 100 malades toutes guéries, bien entendu.

37 y sont encore en traitement.

Pas une ombre au tableau que m'envoie le docteur Daucourt, pas même un insuccès qui vienne nuager sa joie justement triomphante. Et comme nous sommes heureux, nous aussi, de ces résultats, car c'est la santé rendue à plus de 100 jeunes filles, et en même temps la meilleure réponse aux craintes malveillantes qui nous avaient accueillis à notre arrivée dans ce village.

Si quelques-unes d'entre vous, Mesdames, sont allées visiter Champrosay, elles ont dû revenir vivement impressionnées de leur visite. Il est, en effet, situé dans une position exceptionnellement favorable, à une distance suffisante des bords de la Seine, pour que nous n'ayons pas à redouter les inconvénients du brouillard et de l'humidité. Entourée d'un parc magnifique et en plein soleil, cette maison est la note gaie de Villepinte, comme nous l'écrit notre confrère Daucourt, puis il ajoute (et je cite textuellement son rapport) : « Nous venons de traverser une déplorable saison, caractérisée dans toute la région par l'influenza doublant une coqueluche des plus pénibles. Grandes personnes et enfants toussaient à l'envi ; eh bien ! je suis heureux de vous l'annoncer, Mesdames, notre asile est resté indemne et comme une douce oasis au milieu de ce pays ravagé. Alors que chacun s'enfermait au logis ou fuyait prudemment la contrée de Ris et de Draveil, ici tout était frais et gai, sans souci de l'interminable grippe et de son cortège de symptômes parfois si alarmants ; et tandis que la population environnante était vivement atteinte par toutes les complications d'une influenza pulmonaire accentuée, je n'ai eu à m'occuper à Champrosay d'aucun coryza, même du plus léger. Il n'a pas franchi vos massifs de lilas et de lierres. Voyez, Mesdames, si Champrosay n'est pas un enfant gâté ! »

Il a raison, le docteur Daucourt ! Cette préservation très heureuse est difficile à expliquer, car je ne crois pas que le microbe de la grippe ait jamais reculé devant des lilas ou des roses. J'ai plutôt lieu de penser qu'il a été tenu à distance par l'observation rigoureuse des règles de l'hygiène si intelligemment mises en pratique par nos dévouées religieuses, non moins que par la fermeté attentive et vigilante de notre confrère, toujours à son poste d'avant-garde, surveillant avec soin les malades qui lui sont confiées. En le remerciant comme nous devons le faire, souhaitons-lui d'être toujours ainsi privilégié, et de n'avoir à nous donner, chaque année, que des notes aussi gaies et aussi rassurantes pour ses malades !

Notre Sanatorium d'Hyères, ouvert depuis quelques mois seulement, nous a donné également les plus heureux résultats. Mais je laisse la parole à notre distingué confrère, M. le Dr Vidal, qui a bien voulu se charger de la direction médicale de cette maison et nous adresser la note suivante :

« Élevé sur une petite éminence, à quelques centaines de mètres dans l'ouest de la ville d'Hyères, le Sanatorium Alice-Fagniez se trouve, tant au point de vue du climat que de l'exposition, dans les meilleures conditions hygiéniques. Il est situé au milieu d'un vaste jardin de la contenance de 5,000 mètres ; complètement isolé des héritages voisins, soit par des chemins, soit par un ravin, le terrain a la forme d'un triangle très allongé, dont la face méridionale se développe sur une longeur de 150 mètres environ.

» Les bâtiments de l'ancienne villa Fagniez recouvrent une surface de 210 mètres carrés ; grâce à leur disposition antérieure, on a pu facilement les aménager pour l'usage auquel une pieuse volonté les a destinés ; c'est ainsi qu'au rez-de-chaussée, un petit salon est devenu la salle à manger des enfants malades, la salle des fêtes a été transformée en ouvroir, et la salle à manger qui lui faisait suite, en chapelle ; au premier étage, la lingerie n'a point changé de destination et une monumentale chambre à coucher de 10 mètres de long sur 8 mètres de profondeur, a reçu les lits des jeunes filles souffrantes ; le reste des bâtisses est occupé par une chambre réservée à Mme Fagniez, le logement des sœurs, le parloir, les cuisines, etc., etc.

» Dans le dortoir, chaque malade dispose de 18 mètres cubes d'air environ ; c'est peu si l'on ne tient pas compte d'un climat

qui permet de laisser pendant tout le jour les fenêtres complètement ouvertes, et d'entr'ouvrir pendant la nuit des impostes dont
la disposition en tabatière facilite la sortie des couches d'air supérieures, sans causer des courants d'air sur les lits des malades.

» Il est évident que si nous avions à tracer les plans d'un
bâtiment neuf, nous exigerions, même pour des enfants, un
cube intérieur bien supérieur ; mais en raison des considérations que nous avons développées plus haut, nous n'avons pas
hésité à donner notre assentiment à la distribution des lits qui
nous était proposée et qui, du reste, était imposée par la
nature même du local.

» Depuis le premier jour de son ouverture, c'est-à-dire le
1ᵉʳ novembre 1895, le Sanatorium Alice-Fagniez a reçu neuf
jeunes filles ou enfants malades qui ont fourni jusqu'à ce jour
un total de 637 journées de présence. Toutes étaient atteintes
de tuberculose pulmonaire confirmée par des certificats médicaux ; depuis lors, quatre d'entre elles ont déjà quitté l'établissement ; elles étaient en excellent état, et l'avenir nous
apprendra si l'on doit considérer leur guérison comme acquise
définitivement ; les cinq autres vont de mieux en mieux. Du
reste, chez aucune de nos malades et à aucune époque de leur
séjour, nous n'avons constaté de l'aggravation dans les localisations tuberculeuses qui avaient motivé leur admission.

» Ces résultats si consolants et si encourageants sont dus aux
soins dont les Dames de la congrégation de Marie-Auxiliatrice,
détachées de Villepinte, entourent nos jeunes malades ; à la
bonne nourriture (1), au climat d'Hyères, et au traitement

---

(1) Nos malades font quatre repas par jour, ainsi qu'il suit :

A 8 heures matin : une soupe, un petit pain.

A midi : un potage, un plat de viande, un plat de légumes, un dessert
fruits ou fromage.

A 3 heures et demie : un petit pain.

A 6 heures et demie : un potage, un plat de viande, un plat de légumes, un
dessert.

Comme boisson, du vin ou de la bière, suivant l'ordonnance du médecin.

par les inhalations quotidiennes d'aldéhyde formique institué conjointement avec des cautérisations ponctuées ; il est équitable d'ajouter qu'aucune de ces malades n'était encore parvenue à la période cavitaire de la tuberculose pulmonaire, et que chez toutes on pouvait encore espérer la guérison.

» Il en sera toujours ainsi, je l'espère, dans l'avenir, pour la catégorie des malades qui nous seront confiées, et le Sanatorium Alice-Fagniez, de même que l'hôpital Renée-Sabran, à Giens, sera considéré comme un établissement destiné à faire participer des jeunes filles guérissables, aux douceurs d'un incomparable climat, et non comme un dernier refuge abritant des incurables.

» Dans cet ordre d'idées, on pourrait nous envoyer, chaque année, des convois de malades très soigneusement sélectionnées, qui arriveraient à Hyères avant les premiers froids et pour lesquels on obtiendrait très certainement des prix réduits, grâce à la bienveillance si connue de l'administration du chemin de fer de P. L. M. Ces malades retourneraient dans le Nord et seraient rendues à leurs familles à la fin du mois de juin, ce qui permettrait d'éviter la période pendant laquelle les nuits chaudes sont si pénibles à supporter sur toute la corniche. On pourrait mettre à profit ce temps de vacances pour désinfecter minutieusement tous les objets mobiliers, au moyen de l'étuve de Geneste et Herscher, qui fonctionne à Hyères depuis plusieurs années, et faire les réparations matérielles toujours indispensables dans un établissement affecté au service des malades. »

Nous remercions M. le Dr Vidal de cette si intéressante communication, et nous souhaitons de voir s'agrandir bientôt ce petit Sanatorium, si nécessaire à la guérison définitive de nos jeunes malades.

A Villepinte, nous avons eu 489 entrants, 25 de plus qu'en 94-95.

Nous avons enregistré en tout, parmi les enfants et les jeunes filles, 70 décès, trois de plus que l'an dernier. Ce chiffre, le plus élevé que nous ayons eu jusqu'à présent, s'explique par le nombre des entrées au troisième degré, c'est-à-dire à la période ultime de la maladie, et qui a été de 125 au lieu de 67 pour l'année précédente.

Devant ce nombre inaccoutumé de troisième degré, je veux, contre mon habitude, ne formuler aucune observation qui serait mal placée, car, cédant aux exigences d'une nécessité humanitaire absolue, et afin de répondre aux désirs de votre inépuisable charité, Villepinte va s'accroître d'un pavillon spécial pour ses grandes malades, comme nous vous le demandions précédemment.

La construction en est confiée à notre si habile et si dévoué architecte, M. Conchon. Le projet qu'il nous a soumis de ce pavillon nous a paru remplir toutes les conditions exigées par sa destination.

Il fait suite à l'aile du vieux château, en retour sur le jardin et habitée déjà par les grandes malades. Il se compose d'un rez-de-chaussée et de deux étages.

Le rez-de-chaussée, réservé aux enfants, comprend une grande salle dortoir qui contient quatorze lits, deux chambres d'isolement, une belle salle de réunion pour les petites malades et une chambre de surveillance, plus les pièces indispensables au service.

Les étages au-dessus se composent de deux grandes salles de neufs lits chacune, avec trois chambres d'isolement et une de surveillance.

Chaque étage est séparé de l'ancien bâtiment par un jardin d'hiver, que nous voulons faire aussi charmant que possible, afin que nos pauvres malades qui pourront encore quitter leurs lits viennent s'y reposer sur des chaises longues pendant la journée. Un grand corridor, muni de larges fenêtres, dessert ces différentes pièces, dont il facilite aussi l'aération. Du reste, un ventillateur spécial est réservé à chaque salle en particulier.

Nous avons craint que dans un ventilateur général, il ne se produise des courants en sens contraire pouvant refouler dans les différentes pièces l'air vicié qui doit être rejeté au dehors.

Tous ces ventilateurs sont réunis, dans le faux grenier, avec une cheminée d'appel, se traduisant à l'extérieur par une petite lanterne qui n'a rien de choquant pour l'œil. Ces étages ont quatre mètres de hauteur, ce qui donnera à chaque malade environ vingt-cinq mètres cubes d'air se renouvelant toutes les heures. Le mode de chauffage que nous allons installer, nous permettra d'établir dans les salles une plaque métallique chauffoir sous laquelle passera l'eau chaude. Dans les jours d'hiver, sept ou huit malades au moins pourront se grouper autour de cette plaque et se chauffer les pieds. Pour nos enfants et nos jeunes filles, le froid aux pieds peut devenir un danger, et c'est avec plaisir que nous vous signalons cette amélioration heureuse dans le confort que nous désirons donner à nos malades.

Inutile de vous dire que, sans être luxueux, notre aménagement intérieur sera à la hauteur de ce que réclament l'hygiène hospitalière, et un confortable en rapport avec la situation des pauvres jeunes filles à qui sont réservées ces salles. L'édification de ce bâtiment va nous permettre de donner une soixantaine de lits à nos troisième degré. Nous pourrons peut-être ainsi endiguer, pour quelque temps au moins, le reflux de ces grandes malades vers les autres salles de nos deuxième degré, qu'elles envahissaient à grands pas !

La façade du pavillon, en briques et plâtre, se raccorde agréablement avec le style des bâtiments anciens. M. Conchon a mis dans l'exécution de ses plans une économie extrême, mais compatible cependant avec la sécurité et la santé de nos jeunes pensionnaires, Je ne crois pas qu'on puisse nous reprocher, cette fois, d'avoir gaspillé notre argent en moellons. Du reste, cette critique maladroite n'a plus de valeur à nos yeux, depuis que nous voyons s'élever partout autour de nous des constructions analogues et avec des dépenses autrement exagérées que les nôtres.

Forts de notre conscience et de votre généreux concours, nous avançons lentement, mais sûrement, dans le développement de notre Œuvre, commencée il y a 15 ans avec des débuts si modestes.

Ce pavillon spécial, réservé aux grandes malades, complète bien l'idée scientifique, mais aussi humanitaire et charitable qui a présidé à la fondation de Villepinte. C'est bien ici l'asile ouvert aux jeunes filles poitrinaires, sans exclusion aucune, et c'est là ce qui distingue et caractérise votre Œuvre, en lui assignant un but si utile et si élevé. Du reste, vous pouvez vous convaincre que nous n'avons pas failli à votre programme, par ce chiffre de 125 qui représente le nombre des grandes malades reçues cette année. Cette générosité compatissante dans l'admission des malades, ne nous permet pas de vous donner des statistiques de guérisons aussi élevées et aussi flatteuses que si nous n'acceptions, nous aussi, que des malades du premier degré. Mais vous avez l'enviable satisfaction, avec l'aide si maternelle de nos religieuses, de voir adoucies et atténuées, autant qu'il est possible, les souffrances physiques et morales des derniers moments de ces pauvres enfants, que l'impitoyable faucheuse a marquées du doigt, et que la science ne peut plus lui arracher.

J'espère bien que la construction du nouveau bâtiment va nous laisser libre quelque petit coin, où nous pourrons enfin installer convenablement notre laboratoire de bactériologie. Nous en avons donné la direction à notre dévoué chimiste, M. Girard, à qui nous avons un gré infini d'avoir mis si gracieusement à notre disposition son laboratoire particulier pour toutes les analyses ou préparations que nous lui avons demandées.

Du reste, la constitution définitive de notre comité médical exige que nous organisions au plus vite ce laboratoire. Le compte rendu dernier a donné la liste des Maîtres et Médecins qui veulent bien nous faire l'honneur d'entrer dans ce comité. Vous y avez trouvé des noms chers et autorisés, qui font actuellement la gloire de la Faculté et des hôpitaux de Paris.

Je suis certain d'être votre interprète, Mesdames, en les priant de recevoir ici nos remerciements les plus sincères et les plus reconnaissants. C'est à ce comité que nous allons remettre, dès à présent, la direction scientifique de notre Œuvre, et c'est d'après ses conseils que nous établirons nos études et nos recherches, pour le plus grand bien de nos malades.

En ce moment, du reste, on constate dans tous les pays un entraînement général pour la lutte à outrance contre la tuberculose. C'est à qui arrivera bon premier avec un traitement nouveau. Quel abîme entre l'inertie et l'indifférence d'autrefois, et l'activité incessante d'aujourd'hui ! Que de chemin parcouru, depuis une vingtaine d'années ! Je me rappelle qu'au commencement de mes études médicales (et je vous demande pardon de cette petite digression) j'avais pour chef de service en province, un vieux professeur grognon, qui n'aimait pas recevoir les phtisiques dans ses salles, sous prétexte qu'il n'y avait aucun traitement sérieux à leur faire suivre. Quand, à la visite du matin, il se trouvait en présence d'un entrant tuberculeux, sa figure se rembrunissait encore, il l'examinait à peine, et prescrivait infailliblement de l'eau de gomme ou du vin de Banyuls. Mais comme il devait formuler son diagnostic, il épelait brusquement, en regardant le malade, les quatre premières lettres de la maladie p. h. t. h. puis, se retournant vers nous, il nous les traduisait immédiatement, à voix basse cette fois, par une expression irrévérencieuse et de mauvais goût, mais chère à un ex-grand ministre en passe de devenir légendaire, lui aussi. C'était navrant ! Mais c'était bien là l'idée dominante à cette époque : Rien à faire ! A tel point que les poètes eux-mêmes célébraient dans leurs vers cette sorte de fatalité qui nimbait d'une auréole presque séduisante la jeune fille poitrinaire ! Vous vous rappelez toutes, pour les avoir lues avec émotion, les strophes merveilleuses de Millevoye et de Victor Hugo à ce sujet !

Plus récemment, mon vénéré maître, M. le Professeur Peter, me disait très franchement au moment de la création de Villepinte : « N'isolez pas les phtisiques, ne les hospitalisez pas, ne les tracassez pas, laissez-les mourir tranquillement, c'est ce que vous avez de mieux à faire ! » S'avouer ainsi impuissant, ce n'était vraiment pas encourageant !

Aujourd'hui, les savants et les chercheurs ont fini par découvrir cet ennemi qui tuait d'autant plus sûrement, qu'il était jusqu'alors invisible. Quand Villemain eut proclamé la contagion de la tuberculose, que Koch eut trouvé son bacille et prouvé ainsi la nature microbienne de la maladie, la thérapeutique changea de face ; l'abstention et le découragement firent place à une série ininterrompue d'études et de travaux ; le vin de Banyuls et l'eau gommeuse de mon vieux maître furent relégués au dernier plan et on chercha le moyen de détruire le microbe, c'est-à-dire l'ennemi, cause de tout le mal. Les méthodes antiseptiques ou microbicides se succédèrent rapidement, si rapidement même, qu'aujourd'hui leur nombre dépasse celui des microbes.

Des observations prises avec le plus grand soin prouvèrent que la tuberculose était une maladie parfaitement curable et dont on pouvait avoir raison, en mettant les malades dans des conditions d'hygiène, d'aération, de nourriture et de traitement spéciales.

A Villepinte, nous avons pris une part des plus actives au mouvement général qui nous entourait et à la thérapeutique nouvelle qu'il avait fait naître. Notre confrère, le docteur Lefèvre, avec une persévérance et un dévouement que rien n'émeut, a expérimenté tour à tour, en les sélectionnant, les médications les plus préconisées. De son côté, le docteur Cadier poursuit depuis quelques années, avec une ténacité de

Breton, ses études sur le traitement iodo-tannique, et j'espère qu'il nous donnera bientôt le résultat satisfaisant de ses patientes observations. Je vous ai dit, l'an dernier, les succès heureux que nous avions retirés des inhalations de formol et des injections sous-cutanées, de 2 à 4 grammes par jour, d'un liquide composé de sérum artificiel et de sérum stérilisé de bouc ; nous avons continué l'emploi de cette médication et nous avons toujours lieu de nous en féliciter. Nous surveillons attentivement les jeunes filles qui sont sorties guéries l'année dernière, et toutes ont continué pendant l'hiver de nous présenter un état de santé très satisfaisant !

Nous n'avons certes pas là un spécifique de la tuberculose, mais de tous les traitements que nous avons expérimentés, c'est certainement celui-là qui nous a donné les plus heureux résultats. La sérumthérapie d'animaux immunisés, mise en honneur et très étudiée par l'École pastorienne, n'a pas encore été expérimentée à Villepinte ; nous réservons ces études pour le moment où le comité médical voudra bien les diriger officiellement. Mais nous devons reconnaître que l'arme la plus sûre que nous ayons jusqu'à présent entre les mains pour combattre les progrès de la tuberculose et en diminuer les ravages, c'est, avec le régime hygiénicodiététique bien compris, l'isolement vrai, l'hospitalisation des malades, dont Villepinte a donné le premier exemple en France ; mais l'isolement à tous les degrés de la maladie, aussi souvent qu'on pourra le faire, car il faut, avant tout, diminuer et éteindre les foyers de contamination. Or, comment veut-on, comment peut-on espérer arriver à ce résultat, si on laisse en contact permanent avec leur entourage, ces malades qui, chaque jour, expectorent, le plus souvent sans précaution aucune, des milliers de bacilles dans leurs crachats. La contamination est fatale ! Est-ce que, nous autres médecins, nous ne voyons pas ce fait se produire à chaque instant ? Même dans les familles les mieux intentionnées, les plus sérieuses, puis-je dire, dès que nous avons déclaré le danger de la maladie (et il ne faut pas craindre de le faire dès le début) de grandes résolutions sont prises, toutes les précautions au point de vue du linge, des expectorations, de l'hygiène, etc..., sont suivies à la lettre, et cela dure..... un mois au plus !

Depuis 15 ans que nous faisons la comparaison attentive des résultats heureux constatés ici et de ceux moins décisifs que nous avons dans la pratique de la ville, nous n'avons pas hésité à demander avec instance l'isolement pour les poitrinaires. Or, plus que jamais, je suis convaincu qu'il faut réclamer la construction de sanatoria pour toutes les classes de la société : pour les pauvres d'abord, puis pour les petites bourses et pour les riches ensuite, car le microbe pénètre partout maintenant, et s'il n'a pas osé franchir le lierre et les lilas de Champrosay, il ne respecte plus les tapis de brocart et les lambris dorés. Du reste, l'élan est donné ; par toute la France, on construit des sanatoria : à Angicourt pour Paris, à Arcachon, en Auvergne, à Nice, dans les Pyrénées, etc., et, quoique tardif, il faut se réjouir de ce résultat significatif, car c'est dans ces établissements seulement qu'un régime, qu'une hygiène sévères et suffisamment prolongés peuvent être établis ; là seulement qu'on peut discipliner les malades, choisir leur nourriture, diriger leurs promenades, leurs médications, s'ils en ont besoin ; là seulement que l'œil du médecin peut exercer une surveillance effective et se faire obéir. Et dans ces circonstances suprêmes, où la vie du malade est en jeu, il ne faut, de la part des familles et du médecin, aucune sensiblerie, aucune sentimentalité qui seraient coupables ; leur devoir, au contraire, est de prendre, au plus vite, une résolution énergique et décisive. Là est la vérité, là doit être le salut!

Et, soyez-en bien persuadés, c'est à ce prix seulement que nous pourrons enrayer la marche envahissante de ce fléau terrible, sauver des milliers d'existences compromises, et rendre à la Société et à la Patrie les forces dont elles ont un si pressant besoin.

Et nous, Mesdames, continuons à marcher courageusement dans la voie que nous avons ouverte.

Avec notre Comité médical, la Science va donner la main à la Charité, pour travailler ensemble au soulagement et à la guérison de ces pauvres enfants victimes d'un mal impitoyable. Ne cessons pas d'être compatissants pour les misères des humbles, des petits et des déshérités de la vie ; unissons-nous pour les secourir utilement, et n'oublions jamais que c'est la pratique et l'exemple de ces sentiments qui font les cœurs grands et les familles heureuses.

COMITÉ MÉDICAL

PRÉSIDENT

Docteur Dieulafoy O ✳, professeur à la Faculté de médecine, membre de l'Académie de médecine, médecin des hôpitaux.

VICE-PRÉSIDENT

Docteur Paul Berger ✳, professeur de clinique chirurgicale à la Faculté de médecine, membre de l'Académie de médecine.

Docteur Barth, médecin des hôpitaux.

Docteur Passant ✳, membre du Conseil général des médecins de France.

Docteur Picqué, chirurgien des hôpitaux.

Docteur Rendu ✳, médecin des hôpitaux.

Docteur Paul Segond ✳, professeur agrégé à la Faculté de médecine, chirurgien des hôpitaux.

Docteur Paul Rey.

Docteur Royet.

SERVICE MÉDICAL

VILLEPINTE

Docteur Gouël ✳, médecin en chef.

Docteur Cadier ✳, spécialiste pour les maladies de larynx.

Docteur Lefèvre, médecin traitant à Villepinte.

CHAMPROSAY

Docteur Daucourt, médecin traitant.

Docteur Vidal Hyères, médecin traitant.

SECOURS MUTUELS

Docteur Laffite.

Docteur Raoux.

LABORATOIRE DE BACTÉRIOLOGIE

M. Girard, chimiste, préparateur en chef.

FONDATIONS A PERPÉTUITÉ OU ANNUELLES

Conditions à remplir.

I. — La fondation d'un lit à perpétuité est de 20.000 francs. Chaque lit portera le nom de la personne, de la famille, de la paroisse, de la ville, du département, pays, gouvernement ou souverain qui en fera les frais, afin de perpétuer le souvenir du Bienfaiteur, pour lequel des prières et une messe par mois seront fondées à perpétuité.

II. — Si deux familles désirent s'associer pour faire cette fondation, leurs noms, unis ensemble, continueront à jouir du même privilège.

III. — Plusieurs personnes voulant agir de concert pour fonder un lit, pourront le placer sous le nom ou le patronage qu'elles choisiront, avec l'avantage d'avoir leurs noms inscrits dans les archives de l'Œuvre.

IV. — Toute fondation personnelle ou collective donnera droit au placement d'un sujet de Paris ou du pays des Bienfaiteurs.

V. — Il sera facultatif à toute personne qui s'intéresserait à une malade de la faire soigner dans l'établissement à ses frais.

VI. — Pour faciliter les fondations, il est admis qu'elles pourront être faites en totalité ou par fractions :

1° Par le paiement annuel de 1.000 francs, intérêts à 5 0/0 de 20.000 francs, nécessaires pour l'entretien d'un lit ;

2° Par des annuités de 500 francs, 250 francs et de 125 francs souscrites librement.

Bordeaux. — Imprimerie centrale A. DE Lancfranque, rue Permentade, 23-25.

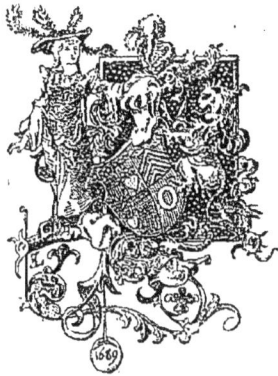

www.ingramcontent.com/pod-product-compliance
Lightning Source LLC
Chambersburg PA
CBHW060506200326
41520CB00017B/4933